NOTICE MÉDICALE

SUR LES

EAUX MINÉRALES

DE VICHY

PARIS

VICTOR MASSON, LIBRAIRE ÉDITEUR

RUE ET PLACE DE L'ÉCOLE-DE-MÉDECINE, 17

1854

NOTICE MÉDICALE

SUR LES

EAUX MINÉRALES

DE VICHY

PARIS, TYPOGRAPHIE MAULDE ET RENOU, RUE DE RIVOLI, 144.

NOTICE MÉDICALE

SUR LES

EAUX MINÉRALES

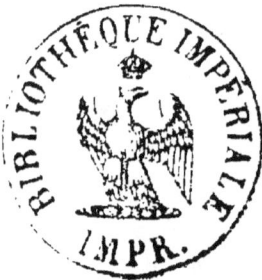

DE VICHY

PARIS

VICTOR MASSON, LIBRAIRE ÉDITEUR

RUE ET PLACE DE L'ÉCOLE DE MÉDECINE, 17

—

1854

NOTICE MÉDICALE

SUR LES

EAUX MINÉRALES

DE VICHY.

————— ❧❦❧ —————

I.

Vichy st une petite ville du département de l'Allier,
à vingt kilomètres de Gannat, soixante de Moulins, trois
cent quatre-vingts de Paris (quatre-vingt-quinze lieues)
et à l'embranchement des routes de Moulins à Nîmes,
et de Gannat à Vichy. Elle est située dans un petit
vallon sur la rive droite de l'Allier, et bordée de coteaux
et de collines qui s'élevant en amphithéâtre et couverts
de vignobles, d'arbres fruitiers et de champs en cul-

ture, offrent à la vue le tableau le plus riant et le plus animé. L'air y est pur, le climat doux, les abords faciles.

Ces circonstances jointes à l'efficacité incontestable des eaux minérales y amènent chaque année un grand nombre de malades : ce sont les eaux les plus fréquentées non-seulement de la France, mais peut-être même de toute l'Europe.

Les Thermes de Vichy paraissent avoir été connus et exploités depuis une époque fort reculée ; la tradition en fait remonter l'origine aux Romains.

La ville est divisée en deux parties : la ville ancienne et la nouvelle. L'ancienne, plus rapprochée du fleuve, se compose de maisons assez mal bâties et de rues étroites. La nouvelle, séparée de l'ancienne par une longue place plantée en avenues, s'en distingue bien davantage encore par l'élégance de ses constructions qui représentent d'immenses hôtels où logent les malades. C'est à l'extrémité de cette partie de la ville que s'élève le bâtiment thermal.

Commencé en 1784, grâce à la munificence de Mesdames Victoire et Adelaïde, tantes du roi Louis XVI, et terminé en 1829, il offre par son architecture, ses vastes proportions, l'organisation des bains et la magnificence des salons, des ressources de tout genre aux personnes qui viennent y rétablir leur santé.

La saison des eaux commence le 15 mai et finit le 15 septembre. Il y a un médecin inspecteur et deux médecins inspecteurs adjoints.

II.

L'établissement thermal avait été construit dans la prévision d'avoir à fournir de 45 à 50,000 bains par saison, mais l'affluence des malades a été telle dans ces dernières années, que le nombre des baignoires et l'eau thermale même devenaient insuffisants. Ne pouvant pourvoir par lui-même à ces besoins urgents, le gouvernement en 1853 a abandonné à des concessionnaires pour un laps de temps de trente-trois années, l'exploitation des Thermes de Vichy à des conditions exprimées dans un cahier des charges qui garantit à la fois les intérêts du trésor et ceux de la santé publique ; c'est ainsi qu'il s'est réservé le droit exclusif des travaux relatifs à l'aménagement des eaux, à l'entretien et à la conservation des sources.

Augmenter le nombre des baignoires, et se procurer l'eau minérale en proportion suffisante pour satisfaire aux besoins actuels du service et à de futures exigences faciles à prévoir, tel a été le premier soin des concessionnaires.

Ce n'était pas l'eau minérale qui faisait défaut à Vichy, mais bien l'existence des moyens suffisants de captage et d'aménagement des eaux. Des travaux importants ont été commencés et exécutés d'abord sur trois sources principales : la *Grande-Grille*, le *Puits-Carré*, la *Source-Lucas*. Les difficultés ont été surmontées avec un bonheur extrême par M. François, ingénieur en chef des mines, et les résultats ont dépassé toute attente. Car la *Grande-Grille*, qui ne donnait que 6,000 litres par vingt-quatre heures, en donne aujourd'hui, à la sonde de fond, 96,000, et à un mètre au-dessus du sol de la galerie, 46,000. Par une circonstance remarquable et inattendue, l'eau de la Grande-Grille, qui n'était qu'à 31 degrés, s'est élevée, par suite des travaux, à 40 degrés, retrouvant ainsi la température qu'elle avait présentée, il y a environ un siècle, aux premiers observateurs Lassone et Desbrest.

Le *Puits-Carré* fournissait 177,000 à 180,000 litres par vingt-quatre heures, il en fournit aujourd'hui 240,000.

Le *Puits-Lucas* donnait 81,000 litres ; bien que les travaux d'aménagement en cours d'exécution ne permettent pas encore de faire un jaugeage exact, on l'estime approximativement à 150,000.

On a dû réserver pour la campagne prochaine les travaux relatifs à la *Source-de-l'Hôpital*, une de celles dont le captage est certainement le plus imparfait et dont le débit actuel est de 48,000 litres. Il est permis d'espérer qu'il sera au moins doublé.

Dès cette année, la réunion de toutes les sources

fournit pour les besoins du service médical une quantité d'eau minérale qu'on peut évaluer à plus de 500,000 litres par jour.

III.

Les sources naturelles de Vichy sont au nombre de sept :

La Grande-Grille ;
Le Grand-Puits-Carré ;
Le Petit-Puits-Carré, ou Puits-Chomel ;
Le Gros-Boulet, ou Fontaine-de-l'Hôpital ;
Le Petit-Boulet, ou Fontaine-des-Acacias ;
La Source-Lucas ;
La Source-des-Célestins, ou du Rocher.

Par le forage, on a obtenu les puits

De Brosson,
D'Hauterive,
De Lardy,
Des Dames.

Les sources de Vichy, aussi bien que les eaux jaillissantes d'Hauterive et des Dames, ont une origine commune ; elles sourdent toutes du calcaire d'eau douce qui forme le fond de la vallée de l'Allier, mais elles proviennent évidemment des terrains primordiaux, et probablement elles forment, au contact de ces terrains et du dépôt lacustre, une nappe plus ou moins étendue ; elles arrivent ensuite à la surface en traversant les couches du terrain tertiaire soit par les fissures naturelles existant dans ce terrain, soit par les orifices qu'on peut y ouvrir artificiellement.

Les eaux sont toutes extrêmement alcalines : très limpides elles ont une saveur de lessive qui n'a rien de désagréable à cause de l'acide carbonique qui s'y trouve en grande quantité : en se dégageant de certaines sources cet acide simule une véritable ébullition.

La source des Célestins a un goût piquant et aigrelet. La source des Acacias et de Lucas, celle du Puits-Chomel dégagent une légère odeur d'acide sulfhydrique qui trèsfugace et inappréciable à l'analyse, disparaît à très peu de distance du point même d'où sourdent les eaux.

IV.

Analysées autrefois par Raulin, Desbrest, Geoffroy, Mossier, et dans ces trente dernières années par MM. Longchamp, Berthier et Puvis, O. Henry, les sources de Vichy ont présenté à toutes les époques une composition chimique à peu près identique.

Depuis, d'après les ordres du gouvernement, M. O. Henry a fait l'analyse de cinq sources, la Grande-Grille, Brosson, Lardy, des Dames, d'Hauterive.

M. Longchamp a trouvé qu'elles contenaient pour un litre d'eau :

SUBSTANCES CONTENUES DANS LES EAUX.	SOURCES						
	de la GRANDE GRILLE.	du PETIT PUITS CARRÉ.	du GRAND PUITS CARRÉ.	de L'HOPITAL.	des ACACIAS.	LUCAS.	des CÉLESTINS.
Acide carbonique..................	Litre. 0,475	Lit. 0,499	Lit. 0,554	Lit. 0,491	Lit. 0,649	Lit. 0,540	Lit. 0,562
	Grammes.	Gram.	Gram.	Gram.	Gram.	Gram.	Gram.
Carbonate de soude................	4,9814	4,9814	4,9814	5,0513	5,0513	5,0863	5,3240
— de chaux...............	0,3498	0,3488	0,3429	0,5233	0,5668	0,5005	0,6103
— de magnésie...........	0,0849	0.0852	0,0857	0,0952	0,0972	0,0970	0,0725
Chlorure de sodium...............	0,5700	0,5700	0,5700	0,5426	0,5426	0,5463	0,5790
Sulfate de soude.................	0,4725	0,4725	0,4725	0,4202	0,4202	0,3933	0,2754
Oxyde de fer....................	0,0029	0,0031	0,0066	0,0020	0,0170	0,0029	0,0059
Silice..........................	0,0736	0,0721	0,0726	0,0478	0,0010	0,0415	0.1131
	6,5351	6,5331	6,5327	6,6814	6,7461	6.6678	6,9802

Voici les résultats de M. O. Henry pour un litre d'eau :

SUBSTANCES CONTENUES DANS LES EAUX.	GRANDE GRILLE.	BROSSON (NOUVELLE).	LARDY.	SOURCE DES DAMES.	HAUTERIVE. Première Source Brosson.
Acide carbonique libre..........	lit. 0,231	lit. 0,272	lit. 0,504	lit. 0,591	lit. 0,511
	gr.	gr.	gr.	gr.	gr.
Bicarbonates anhydres de soude...............	4,900	4,840	4,137	4,835	5,240
— de potasse	indices.	indices.	indices.	0,052	indices.
— de chaux	0,107	0,094	0,277	0,529	0,140
— de magnésie	0,065	0,057	0,210	0,075	0,140
— de strontiane	traces.	traces.	traces.	traces.	traces.
— de lithine...............	id.	id.	id.	id.	id.
Oxyde de fer (sesquioxyde)	0,004	0,001	0,015	0,017	0,005
— de manganèse.........................	»	»	»	traces.	»
Sulfates anhydres de chaux....................	»	»	»	0,200	»
— de magnésie	»	»	»	0,160	»
— de soude	0,469	0,410	0,170		0,520
— de potasse...................	0,020	0,004	0,020	»	traces.
Chlorures de sodium.	0,538	0,500	0,558	0,544	0,410
— de potassium.......................	0,004	0,003	0,022		0,510
Iodure et bromure alcalins....................	sensibles.	sensibles.	sensibles.	sensibles. indices.	sensibles.
Phosphate calcaire ou alumineux.................	?	?	?	indices.	?
Silicate de soude...........................	0,400	0,340	0,120		0,050
— d'alumine	0,200	0,235	»		0,050
Principe arsenical.........................	indices.	indices.	indices.	indices.	»
	6,704	6,482	5,549	6,282	6,865

On voit figurer dans ce tableau des produits nou-
vellement signalés, tels que les iodures et bromures
alcalins, la lithine, la strontiane, le silicate de soude,
le manganèse, un principe arsenical. Ces substances,
quoique en très petite quantité, ne sont certainement
pas sans action sur l'économie animale.

Un nouveau travail, préparé à l'école des Mines,
doit prochainement apporter d'importantes rectifica-
tions dans ces diverses analyses, et contribuer, par
l'indication plus précise des principes minéralisateurs,
à mieux faire comprendre les effets thérapeutiques des
différentes sources.

En outre des principes minéralisateurs, les eaux de
Vichy contiennent une substance gélatineuse et filante
(glairine), véritable conferve qu'on rencontre dans la
plupart des eaux minérales : elle est surtout manifeste
à la source de l'Hôpital, qu'elle recouvre d'une écume
verdâtre. M. Vauquelin a trouvé qu'elle avait beaucoup d'analogie de composition avec l'albumine.

La source la plus riche en bicarbonate de soude est
celle des *Célestins*. La *Grande-Grille*, le *Puits-Chomel*, le *Grand-Puits*, ont une composition presque
identique. Les deux sources les moins chargées de bi-
carbonate sont *Lardy* et des *Dames;* mais par compen-
sation elles contiennent de bien plus fortes proportions
de principes ferrugineux, qui s'y trouvent à l'état de
bicarbonate de protoxyde (bi-carbonate ferreux). Un
grand nombre d'essais répétés avec le plus grand soin

sur la composition de ces deux sources, et des résultats cliniques multipliés ont démontré que la source des *Dames* est plus ferrugineuse que la source *Lardy*.

Toutes ces eaux, par suite de leur refroidissement au contact de l'air, déposent une certaine quantité de leurs principes minéralisateurs. Elles donnent naissance à des concrétions plus ou moins abondantes dont il est très facile de reconnaître les caractères chimiques. Ces dépôts finissent souvent par obstruer les canaux et s'opposer à l'écoulement des eaux ; aux *Célestins* ils ont formé un véritable rocher. Dans les bassins des sources *Lardy* et des *Dames*, on recueille un sédiment ocreux d'un rouge plus ou moins foncé.

Les sources ont des degrés fort différents de température, et à certaines époques d'observations elles ont offert sous ce rapport de notables variations. En général, ce sont les sources les plus abondantes qui sont les plus chaudes, et les plus froides sont celles qui donnent le plus mince filet : ainsi le *Puits-Carré*, la *Grande-Grille*, qui fournissent par jour 240,000 et 96,000 litres de liquide, ont 44 et 40° de chaleur (la *Grande-Grille* a augmenté de 10° de chaleur depuis les travaux qui ont décuplé son volume d'eau). La source des *Célestins*, qui débite environ 500 litres en vingt-quatre heures, est à peu près froide et marque 15 à 16°. Il semble que, pour toutes, leur arrivée plus ou moins rapide à la surface de la terre fasse varier la quantité de chaleur qu'elles ont puisée au réservoir commun.

V.

La célébrité et la vogue dont les eaux de Vichy jouissent depuis des siècles, sont justifiées par l'énergie de leurs principes minéralisateurs et par l'efficacité de leurs propriétés médicales.

Facilement absorbées et portées par la circulation dans tous nos organes, dans tous nos tissus, elles agissent, comme la plupart des eaux minérales, en produisant une excitation plus ou moins forte qui a pour effet immédiat de réveiller la vitalité des tissus et des fonctions, de produire, comme disait Bordeu, un remontement général. Cette action commune fait que les maladies les plus différentes trouvent dans la même eau minérale une modification salutaire.

Mais conclure de ces effets généraux que toutes les eaux minérales agissent d'une manière identique, que c'est toujours par la seule excitation des fonctions de l'économie qu'elles modifient les conditions morbides générales ou locales auxquelles on les oppose, c'est n'envisager cette importante question que d'un seul côté, c'est méconnaître les secours si précieux que les travaux modernes des chimistes ont fournis à la physiologie et à la thérapeutique.

S'il est bien certain que toutes les eaux minérales ont des propriétés communes, il n'est pas moins certain que chacune d'elles a une action spéciale qui dépend de la nature des principes chimiques qu'elle tient en dissolution. Dans les cas où les alcalins conviendront, les acides ne pourront rendre les mêmes services; les éléments purgatifs ne pourront être substitués aux éléments toniques, astringents, pas plus que le fer ne pourra être substitué au soufre, etc., etc.

Donc les eaux minérales dans lesquelles prédomineront les alcalins, ferrugineux, sulfureux ou purgatifs, auront chacune un mode d'action qui leur sera propre ; et c'est une erreur capitale que de croire pouvoir les remplacer les unes par les autres, ou les employer indistinctement avec un égal succès.

VI.

Il n'est pas possible aujourd'hui de nier l'influence des agents chimiques sur l'économie ; grâce aux progrès de la science on doit admettre que les principaux phénomènes de la vie, respiration, combustion, calorification, digestion, assimilation, sécrétions, sont une suite non interrompue de réactions chimiques.

Parmi les agents chimiques qui font partie des principes immédiats des animaux, il en est dont la présence est aussi nécessaire à certaines fonctions que l'oxygène est nécessaire à la respiration.

Les alcalis entre autres ont été reconnus indispensables aux phénomènes d'endosmose, de combustion, de digestion, de sécrétions; ils contribuent à maintenir le sang dans le degré de viscosité nécessaire pour rester propre à l'endosmose, l'exosmose, aux différentes compositions et décompositions qui constituent l'existence; ils donnent aux matières sucrées et amyloïdes introduites par l'alimentation, la possibilité de s'unir à l'oxygène et de prendre part aux fonctions de respiration et de calorification; ils fluidifient les éléments de la bile, les empêchent de s'épaissir, de se concréter, de former des calculs; ils émulsionnent et saponifient les matières grasses; ils entretiennent les digestions intestinales, facilitent les sécrétions, et président ainsi à tous les actes de nutrition et d'assimilation.

VII.

Les eaux minérales chargées de principes alcalins seront donc propres à maintenir ou à rétablir les conditions nécessaires à l'intégrité de la santé.

Et en première ligne des eaux minérales alcalines, on doit placer les sources de Vichy; ce sont celles qui contiennent le plus de principes minéralisateurs. Le

bi-carbonate de soude y existe en propórtion si considérable, qu'il doit être admis comme l'élément principal, essentiel de leur action. Sous ce rapport, l'effet
thérapeutique est tout à fait en harmonie avec l'analyse, car les sources les plus fortes sont celles qui ren-
ferment le plus de sel alcalin. Les autres sels s'y trouvent à dose si minime, qu'il n'est pas possible jusqu'à
présent d'en préciser l'efficacité.

Cependant, l'eau artificielle, composée seulement de
bi-carbonate de soude, fatigue beaucoup plus l'estomac
et ne donne point des résultats aussi prompts et aussi
sûrs que l'eau naturelle, surtout bue à la source. Cela
dépend en grande partie de ce que l'eau naturelle contient le sel de soude entièrement à l'état de bi-carbonate de soude, tandis que l'eau artificielle est fabriquée
avec un sel non complètement saturé et mélangé de
carbonate neutre et de sesqui-carbonate. De plus, il
peut exister entre les éléments multiples et variés qui
constituent les sources, une sorte de combinaison spéciale qui fait de l'eau de Vichy autre chose qu'une
simple dissolution alcaline, et lui donne des propriétés
particulières.

C'est ainsi que la température élevée des sources de
Vichy, la grande proportion de bi-carbonate de soude
et de gaz acide carbonique qu'elles contiennent, les
rendent, parmi toutes celles de la même classe, des
plus précieuses pour la thérapeutique. On ne saurait
contester les remarquables modifications organiques

qu'elles produisent, et l'influence qu'elles ont sur certaines maladies.

Elles sont employées en boissons, en bains et en
douches.

Le moment le plus favorable pour les boire est le
matin ; l'estomac est alors complétement débarrassé
d'aliments, et se prête mieux à l'absorption du liquide
minéral. Les eaux doivent être bues à la source, c'est
le plus sûr moyen de leur conserver toute leur efficacité. Il faut éviter l'abus, car si elles sont tolérées à
très haute dose par quelques malades, elles peuvent
être pour d'autres très difficiles à supporter. Elles ont
pour effet : augmentation de l'appétit, digestions plus
faciles et plus promptes, assimilation plus complète,
selles plus régulières, urines plus faciles et plus abondantes, amélioration de la nutrition, accroissement des
forces, sentiment général de bien-être.

D'anciens auteurs leur ont attribué à tort des propriétés purgatives ; suivant la plupart des observateurs,
elles produisent plutôt la constipation. Ce n'est guère
que dans quelques idiosyncrasies exceptionnelles, ou
affections particulières des voies digestives, ou enfin
par l'abus, qu'elles produisent l'effet purgatif.

En bains elles impriment aux fonctions de la peau
une nouvelle activité, augmentent la transpiration,
rétablissent d'anciens flux, d'anciennes éruptions, et
provoquent même un exanthème artificiel lorsque les
immersions sont trop prolongées. Les bains exercent

une double action : stimulation de l'appareil cutané, pénétration des principes minéralisateurs dans l'économie par absorption de la peau. Par conséquent il y a nécessité de compléter l'action des boissons par celle des bains.

La boisson et les bains agissent sur l'ensemble de l'économie, les douches sont un agent de stimulation locale : il y en a de plusieurs espèces, douches descendantes, ascendantes, écossaises c'est-à-dire alternativement chaudes et froides.

VIII.

Outre le mode excitant commun à la plupart des eaux minérales, les eaux de Vichy ont une action spécifique qui leur est propre : c'est la modification chimique qu'elles déterminent dans l'économie par l'introduction des sels alcalins.

Chez tous les malades, les sécrétions, même celles qui auparavant étaient naturellement acides comme les urines et la sueur, acquièrent promptement des qualités alcalines, quelle que soit la nature de la maladie, et quelle que soit la source dont on ait fait usage.

M. Darcet a fait un grand nombre d'observations qui démontrent avec quelle facilité ces eaux rendent

l'urine alcaline : l'alcalinité est plus ou moins prononcée
et prolongée suivant la quantité de boissons, de bains,
et suivant les individus. Un bain, deux verres d'eau
minérale, suffisent le plus souvent pour la faire paraître
pendant plusieurs heures. Aussi la plupart des personnes qui prennent chaque matin quatre ou cinq
verres et qui se baignent en outre tous les jours, sont
assurées d'avoir les urines alcalines pendant tout le
temps qu'elles font usage des eaux minérales.

L'expérience a démontré que l'urine peut rester
alcaline pendant des mois entiers, non-seulement sans
donner lieu à aucun accident, mais en contribuant au
contraire au bien-être et au rétablissement de la
santé.

La nature des sécrétions doit être considérée comme
l'expression de ce qui se passe dans l'économie tout
entière : il n'est pas possible de constater la modification des sécrétions sans admettre la modification du
milieu où puisent ces sécrétions. Le sang est modifié
comme les sécrétions, et il est plus chargé de principes alcalins : mais si l'on se rappelle que la somme
des éléments alcalins est beaucoup plus considérable
que la somme des éléments acides dans les humeurs
de l'économie, et que c'est dans un milieu normalement alcalin que s'accomplissent les réactions et mu-
tations organiques, on comprendra comment les alcalins même en excès entraîneront des dangers moins
graves et moins rapides que les éléments acides, et

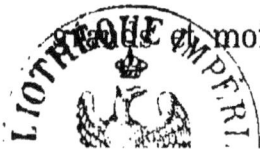

comment les animaux pourront en ingérer et conserver une plus grande proportion sans apporter de modifications fâcheuses à leur état général de santé.

IX.

Il ne faut pas croire que l'alcalinité de l'urine soit
un phénomène d'élimination, semblable à celui qu'on
observe pour beaucoup de substances alimentaires,
médicamenteuses ou toxiques, et que le bi-carbonate
de soude soit pour nos organes un corps étranger dont
ils ont hâte de se débarrasser. La soude ne peut être
considérée comme un corps étranger non assimilable
pour l'économie ; elle fait au contraire partie des principes immédiats qui concourent à la formation et à l'entretien de notre nature. Elle doit donc demeurer en
quantité suffisante pour l'équilibre des réactions chimiques ; sa proportion ne peut varier sans donner lieu
à de graves désordres ; mais l'augmentation sera moins
funeste que la diminution, parce que les effets de l'augmentation pourront être balancés par l'abondance des
sécrétions, tandis que les effets de la diminution ne
trouveront dans l'économie même aucune compensa-
tion, aucun remède. On peut parfaitement accorder
que les sécrétions éliminent comme corps étranger
l'excès d'alcali, mais non l'alcali lui-même, car alors

l'organisme tendrait sans cesse à éliminer un de ses principes constituants, ce qui est physiologiquement impossible dans l'état normal. Quoi qu'on ait dit de cette élimination des alcalis par les sécrétions, ce phénomène signifie que le sang est plus alcalisé qu'au moment où l'urine était acide, et que l'économie peut comporter une forte proportion de sels alcalins sans que la santé en souffre, ce que prouvent les herbivores dont les urines sont toujours fortement alcalines.

C'est seulement après avoir satisfait à tous les besoins de compositions et de décompositions chimiques que le sel alcalin des eaux de Vichy se rend dans les urines, non à l'état de simple carbonate ou de sesquicarbonate comme on l'a prétendu, mais bien à l'état de bi-carbonate non décomposé.

X.

Toutefois il ne peut pas être indifférent de changer et les sécrétions du corps et le milieu chimique dans lequel s'accomplissent les principaux phénomènes de nutrition. Dans quelles limites devra-t-on se maintenir pour déterminer la modification exactement nécessaire à combattre la tendance maladive, et à rétablir la constitution normale des humeurs?

MM. Magendie et Trousseau ont attiré l'attention

médicale sur l'abus des alcalins, ils ont rappelé que pris en grande quantité, ils influent sur la composition du sang, le rendent plus fluide, le décolorent, établissent la cachexie, la pâleur, la bouffissure générale, les hémorrhagies passives, un amaigrissement irréparable, donnant ainsi lieu à des accidents bien plus graves et plus irrémédiables que ceux de la maladie qu'il s'agissait de guérir, et causant autant de mal que l'abus du mercure, de l'iode et des ferrugineux.

Ces considérations sont parfaitement justes : l'abus de tout médicament actif est à craindre, et sous ce rapport on ne peut impunément faire abus des eaux de Vichy. Mais il faut se hâter de bien établir que jamais à Vichy on ne voit se développer cette cachexie alcaline, ce cortège funèbre d'accidents qui constitueraient non plus une médication, mais un véritable empoisonnement, comme l'a dit justement M. Durand Fardel. L'abus, en supposant qu'il existât, se trouve compensé par l'abondance des sécrétions : le double courant d'introduction et d'élimination sans cesse renouvelé permet sans inconvénient de porter à des doses énormes la proportion d'éléments alcalins.

Cependant si, dans certains cas pathologiques, dans certaines constitutions, on peut supporter sans inconvénient et même avec avantage l'ingestion journalière d'une grande quantité de boissons alcalines, dans d'autres circonstances de maladies ou de régime, on ne peut admettre sans accidents des doses même très minimes.

Cette différence tient à la composition même des liquides de l'économie chez les personnes qui font usage des eaux : l'alimentation succulente, alcoolisée et presque exclusivement animale, le défaut de transpiration, d'exercice musculaire et de combustion intraviscérale, donnent lieu généralement, chez les gens riches et sensuels, chez presque tous les habitants des villes, à la prédominance des acides et à un excès d'éléments nutritifs et plastiques qui engendrent goutte, rhumatisme, gravelle, pléthore, etc., maladies trouvant leur soulagement et leur guérison dans la médication alcaline. Tandis qu'une nourriture insuffisante ou presque exclusivement végétale et des sueurs exagérées chez les habitants des campagnes, la fièvre, les affections putrides, etc., chez certains malades, ont suffisamment modifié ou appauvri les humeurs, pour qu'une addition même assez faible d'éléments alcalins ne puisse être facilement tolérée.

XI.

Les eaux de Vichy, en rendant le sang plus alcalin, lui font perdre une partie de sa coagulabilité ; elles attaquent l'albumine, la fibrine, et amènent promptement la dissolution de ces substances. Si le sang, devenu moins plastique, se meut avec plus de liberté dans ses canaux, si de plus il a acquis la propriété de dissoudre les deux principaux éléments qui forment la base de la plupart des engorgements chroniques, on est bien près de connaître par quel mécanisme les eaux de Vichy sont fondantes, résolutives, antiplastiques, désobstruantes.

Il est donc extrêmement important de bien distinguer la double action tonique et chimique de ces eaux dans l'application qu'on veut en faire au traitement des diverses maladies.

Par leurs propriétés excitantes et toniques, elles seront contre-indiquées dans toutes les maladies inflammatoires aiguës, dans les cas où des inflammations chroniques ont une tendance à reprendre de l'acuité, dans ceux où les viscères sont atteints de désorganisations graves dont les progrès sont ordinairement hâtés par tout ce qui accélère la circulation ; au contraire, elles seront favorables dans les affections chroniques, et toutes les fois qu'il s'agira de porter une stimulation particulière sur les organes, d'activer la circulation, d'exciter les sécrétions, de régulariser la nutrition et l'assimilation.

Par leurs propriétés chimiques, elles conviendront dans tous les cas d'engorgements, d'obstructions des viscères, de calculs biliaires, maladie du foie, gravelle, calculs urinaires, cystite chronique, goutte, rhumatisme, diabète, etc., etc. Mais elles devront être employées avec beaucoup de réserve et de prudence chez les individus anémiques ou cachectiques qui, tout en profitant des vertus stimulantes, ont à redouter la modification chimique qui aggraverait leur état.

Elles sembleraient également à craindre dans certaines maladies qui ont pour résultat la trop grande ténuité ou dissolution du sang; cependant l'observation pratique démontre qu'elles apportent les plus heureuses modifications dans les constitutions lymphatiques, scrofuleuses, tuberculeuses, dans les convalescences, dans l'albuminurie, etc., etc.

Les principes ferrugineux qui existent dans la source Lardy et surtout dans la source des Dames, rendent parfaitement compte des succès obtenus dans la chlorose, l'aménorrhée, etc., etc.

Toutefois l'action de ces eaux est éminemment complexe, et souvent il est très difficile de bien spécifier ce qui appartient aux combinaisons chimiques produites par l'eau minérale, ou à la réaction physiologique des organes.

XII.

Les sources de Vichy, considérées sous le rapport des résultats fournis par l'analyse chimique, présentent une analogie, une identité de composition, qui pourrait faire conclure à la même identité thérapeutique. Cependant elles ne sont pas également supportées par les malades, et elles offrent dans leur action sur les organes des différences notables.

« Les sources de Vichy, dit M. Lucas, présentent « dans leur emploi médical des différences bien plus « importantes qu'on ne pourrait le croire d'après l'a- « nalyse chimique ; et, bien qu'il soit difficile d'établir « *à priori* la raison de ces différences, des observa- « tions nombreuses, renouvelées depuis vingt-trois « ans, ne me laissent aucun doute à cet égard. »

§ — La source de la *Grande-Grille,* ainsi nommée parce qu'elle est entourée d'une grille de fer, est située à l'extrémité Est de la galerie Nord du grand Établissement thermal. Elle fournit en grande partie l'eau qui est mise en bouteilles et transportée dans les divers pays de l'Europe ; elle n'est employée qu'en boisson, et marque 39 à 40° de chaleur.

Elle est administrée avec succès dans les affections lymphatiques, les maladies des voies digestives, les engorgements du foie et de la rate, les obstructions viscérales, dans les calculs biliaires, la gravelle, etc., etc. Elle a des propriétés plus excitantes que les sources qui l'environnent ; aussi le docteur Desbrest disait anciennement : « Cette source doit être préférée toutes « les fois qu'on a besoin d'agir et de remuer plus effi-

« cacement la machine, et de mettre ses organes dans
« le plus grand jeu. »

§ — Le *Grand-Puits carré* et le *Petit-Puits carré*
ou *Puits-Chomel* sont au milieu de la galerie Nord ;
ils ont une température de 40 à 44°. Le *Grand-Puits*
est presque uniquement affecté au service des bains.
Le *Puits-Chomel* est réputé posséder des propriétés
spéciales pour certaines affections de la poitrine et de
l'estomac.

Ces deux sources, en quelque sorte solidaires l'une
de l'autre, sont employées en bains et en boisson;
dans ce dernier cas, elles sont souvent coupées avec
du lait, de l'eau gommée.

Elles sont prescrites aux personnes atteintes, outre
les affections qui les appellent particulièrement à Vichy,
de catarrhe pulmonaire, de dyspnée nerveuse, ou sim-
plement de susceptibilité des organes respiratoires.

Elles sont supportées par des malades auxquels certaines contre-indications ne permettent pas de boire
l'eau des autres sources sans inconvénient ou sans
danger.

§ — La source de l'*Hôpital* doit son nom au voisi-
nage de l'hôpital civil sur la place Rosalie. Elle a **35°**
de température, et offre beaucoup d'analogie avec la
source de la *Grande-Grille;* mais elle est moins excitante et convient mieux aux malades délicats, suscep-
tibles, nerveux, ou disposés aux congestions et aux

hémorrhagies. Elle agit principalement dans les affections des voies digestives, pesanteur d'estomac, digestions difficiles, inappétence, gastralgie, dyspepsie, etc.

La différence de propriétés thérapeutiques de l'*Hôpital* et de la *Grande-Grille* s'efface par la transportation et la conservation; l'eau de la *Grande-Grille* convient alors dans beaucoup de cas auxquels elle ne serait pas applicable à Vichy même.

§ — La source *Lucas* et la source des *Acacias* situées en face de l'hôpital militaire sur la route de Cusset, à cent mètres environ de l'établissement thermal, ne donnaient que de très petites quantités d'eau avant que M. François entreprît des travaux de captage à sept mètres en contre-bas du sol. Par suite de ces travaux les deux sources réunies donnent actuellement 150,000 litres par jour.

Cette eau présente plus que toutes les autres sources une légère odeur d'acide sulfhydrique qui n'est appréciable que près du griffon, et disparaît complétement par le transport. Elle contient plus de substances minérales; par sa composition chimique et ses effets thérapeutiques elle se rapproche beaucoup de la source des *Célestins*.

§ — La source des *Célestins* ou du *Rocher* est à l'extrémité de l'ancien Vichy, sur la rive droite de l'Allier : on y arrive par la berge de l'Allier ou par

l'escalier taillé dans le roc formé des sédiments calcaires déposés par les eaux. D'un très mince volume
aujourd'hui et marquant à peine 15° de chaleur, elle
présente un léger excédant d'acide carbonique et de
principes minéralisateurs, fournis surtout par la silice
et le bi-carbonate de soude. Bien que plus excitante,
elle est plus agréable à boire, et souvent plus facile à
tolérer à cause de sa température. Elle ne convient
pas aux personnes nerveuses, irritables, aux femmes
hystériques, vaporeuses, etc. ; elle est ordonnée dans
les affections des reins, de la vessie, dans la gravelle,
les calculs urinaires, la goutte, le diabète.

Il n'y a plus à craindre que cette source cesse de
couler ; les nouveaux fermiers de Vichy ont acheté le
clos voisin, et, sous la direction des ingénieurs de
l'État, ont fait faire des recherches qui ont amené à
la surface du sol et en abondance des eaux identique-
ment pareilles.

§ — Il existait à Hauterive, village distant de six
kilomètres de Vichy, sur la rive gauche de l'Allier,
deux sources connues depuis longtemps et employées
en boisson par quelques habitants de la localité. Une
des deux sources ayant cessé de couler à la surface
du sol, le propriétaire, M. Brosson, fit pratiquer des
sondages qui ont donné lieu à des sources jaillissantes
dont le produit approximatif est de quatre-vingt-six
mètres cubes par vingt-quatre heures. Malgré leur

différence de température beaucoup plus basse, 15 à 16°, ces sources doivent sans doute au point de vue géologique, se rattacher au groupe général, et offrent beaucoup d'analogie avec les eaux de Vichy, surtout avec celles des Célestins.

Les sources et l'établissement thermal d'Hauterive achetés par l'État, ont été concédés aux nouveaux fermiers; de même que le puits *Brosson*, qui, ouvert en 1844, entre le parc de l'établissement thermal et la rive droite de l'Allier, déverse actuellement la totalité de ses eaux dans les réservoirs du service des bains.

§ — La source des *Dames*, obtenue à l'aide de la sonde, est sur le chemin de Vichy à Cusset, en suivant le cours du Sichon. Les eaux de ce puits sont ferrugineuses alcalines et gazeuses, froides et marquant à peine 15 à 16°; elles ont une saveur très sensiblement atramentaire; elles jouissent de propriétés médicinales très énergiques et toutes spéciales en raison des principes ferrugineux qu'elles contiennent en plus grande quantité que la source *Lardy*, située dans l'enclos des Célestins, et dont la composition presque identique a été indiquée.

Elles sont très salutaires aux constitutions affaiblies, épuisées, aux convalescents, aux fiévreux, aux personnes chlorotiques, lymphatiques, etc.

XIII.

Telles sont les indications que semble avoir sanctionnées l'expérience pratique dans l'application thérapeutique des différentes sources de Vichy. Toutefois on comprend qu'on peut facilement y apporter de nombreuses modifications. En raison de l'analogie de leurs vertus médicales et de leur composition chimique, ces eaux doivent dans beaucoup de cas présenter les mêmes avantages, les mêmes résultats; aussi il ne s'agira que de choisir chaudes ou froides, fortes ou faibles, celles qui seront le plus facilement tolérées.

Par leurs propriétés excitantes et altérantes à la fois, les mêmes sources offrent souvent les plus grands contrastes; suivant la nature des personnes et des maladies, elles déterminent calme ou excitation, sommeil ou insomnie, diarrhée ou contispation, elles apaisent ou réveillent certaines douleurs, fortifient ou affaiblissent, font maigrir ou engraisser, etc.

Il y a donc nécessité absolue de toujours soumettre aux médecins la direction d'un traitement que seuls ils peuvent convenablement apprécier.

XIV.

Il est une question fort débattue, fort controversée, celle de savoir si l'on doit bannir de Vichy pendant toute la durée de la saison, le vin, le lait, la moindre goutte de vinaigre dans la préparation des mets, et surtout les fruits. On pense que ces substances plus ou moins acides peuvent détruire l'efficacité du traitement thermal.

Ces craintes n'ont aucun fondement. Depuis longtemps les expériences de Wœhler, de Millon, etc., ont parfaitement démontré que les acides organiques, tartrique, citrique, lactique, oxalique, malique, etc., contenus en grande proportion dans la plupart des fruits et notamment des fruits rouges, se détruisent, se brûlent dans l'économie en laissant pour résidu des carbonates alcalins. C'est ainsi que les raisins, les fraises, rendent l'urine fortement alcaline et peuvent opérer des cures dans certaines affections de la vessie, dans la gravelle, la goutte, etc.

Le vin présente des réactions semblables : par son mélange avec l'eau minérale il se décompose immédiatement ; la partie acide, constituée par des tartrates acides de potasse (*crême de tartre*), déplace avec effervescence l'acide carbonique, s'empare de la base, et donne lieu à du tartrate double de potasse et de soude (*sel de seignette*), qui bientôt par la combustion intraviscérale est converti en carbonate de potasse et de soude. Dans ces transformations du vin, il n'y a rien de contraire à l'action des eaux de Vichy : l'observation journalière prouve que l'urine s'alcalise aussi promptement et même plus promptement par l'usage de l'eau de Vichy coupée avec un quart de vin, que par l'usage de l'eau de Vichy pure ; en effet les principes alcalins du vin viennent s'ajouter à ceux de l'eau minérale.

Le régime que les malades doivent suivre à Vichy n'empruntera donc rien de particulier à la nature chimique du traitement thermal, il devra constamment être subordonné aux phases mêmes de la maladie et aux besoins de l'organisation.

XV.

Une autre question est celle des eaux transportées ; il est certain qu'elles se conservent parfaitement et même plusieurs années ; elles sont généralement fournies par les sources de la Grande-Grille, de l'Hôpital et des Célestins. Tout en perdant leur chaleur naturelle, elles ne subissent aucune décomposition, et font de longs voyages, traversent les mers sans aucune altération de leurs principes. Bien qu'elles produisent souvent de très bons effets, elles ne peuvent jamais remplacer les eaux prises à la source ; mais elles sont très utiles comme complément de traitement.

XVI.

MM. les docteurs Petit, Barthèz et Durand-Fardel, dans d'excellents ouvrages spéciaux, ont suffisamment déterminé l'influence souveraine des eaux de Vichy dans les affections des voies digestives, les maladies du foie, les calculs biliaires, les engorgements abdominaux, les différentes altérations de la vessie, etc., etc. ; cette notice a pour but de dissiper les doutes, de combattre les préjugés qui se sont élevés au sujet de l'efficacité du traitement de Vichy dans certaines affections, telles que *la goutte, le rhumatisme, la gravelle, les calculs urinaires, l'albuminurie, le diabète.*

§ — *La goutte, le rhumatisme,* ont les plus grands rapports avec la gravelle et les calculs urinaires : ces maladies fraternisent par l'alternative, la coexistence de leurs accès, par l'élément commun de leur organisation, l'acide urique et ses composés ; par l'identité de leur développement sous l'influence des mêmes causes : l'excès de matériaux nutritifs, l'intempérance, la vie sédentaire, etc. Quelles que soient les opinions, quels que soient les débats de praticiens fort distingués sur la nature de la goutte, sur les crises, les dangers même qu'elle présente, il résulte d'observations nombreuses et parfaitement constatées que la médication par les eaux de Vichy, aidée d'un régime convenable, a les effets les plus avantageux dans le traitement de la goutte. Elle ne parvient que rarement, il est vrai, à guérir radicalement la maladie, et, dans quelques cas, particulièrement dans ceux de goutte fortement constitutionnelle, héréditaire, elle se montre peu puissante; mais en général elle diminue la fréquence, la longueur, l'intensité des accès, atténue ou fait souvent disparaître les accidents locaux qui en sont la conséquence. Bien qu'elle ne puisse toujours dissoudre les nodus et autres concrétions tophacées déposées autour des articulations, elle triomphe assez facilement des engorgements qui proviennent de la raideur des ligaments et de la contracture des muscles. Si la prudence conseille de suspendre le traitement à l'approche ou pendant la durée d'une attaque, il a été maintes fois constaté que lorsqu'un malade est atteint d'un accès de goutte pendant qu'il prend les eaux de Vichy, les douleurs sont moins vives et elles durent moins de temps que dans les autres attaques.

Enfin les goutteux ont une tolérance remarquable pour les eaux de Vichy, ils boivent ordinairement les plus fortes, celles des Célestins, et souvent en quantité considérable, sans qu'il en résulte ni gêne ni accident. Il est très important pour eux, après leur départ de Vichy, de continuer l'usage des boissons alcalines, sous peine de perdre rapidement les bienfaits du traitement thermal, qui, pour une plus grande garantie de succès, devrait être recommencé pendant deux ou trois années consécutives, selon le besoin.

§ — Pour *l'albuminurie,* comme pour la goutte, il suffit de signaler les résultats pratiques obtenus dans ces dernières années.

Le passage des matières albumineuses dans les urines est désignée sous le nom d'*albuminurie,* de *néphrite albumineuse.* Cette maladie a pour caractère constant : appauvrissement considérable des matériaux du sang, désordres graves dans la circulation, hydropisies partielles ou générales. Que la viciation des humeurs de l'économie soit primitive, qu'elle soit secondaire, qu'elle précède ou qu'elle suive la maladie des reins, elle constitue certainement le danger principal, danger contre lequel il faut se hâter d'employer toutes les ressources de l'art. L'expérience clinique a constaté que l'albuminurie, arrivée à un certain degré, et ne se compliquant pas d'altérations profondes organiques, peut encore offrir les plus heureuses chances de guérison; et qu'alors le seul traitement à lui opposer est un régime tonique, fortifiant, fortement animalisé, associé aux vins généreux, aux boissons alcoolisées, aux préparations amères et ferrugineuses, aux eaux minérales; propre enfin à ranimer les forces digestives, régénérer les éléments albumineux, reconstituer l'état normal des humeurs de l'économie.

Or, les eaux de Vichy, par la stimulation produite sur la peau et sur la membrane gastro-intestinale, par la modification imprimée aux fonctions d'assimilation, d'innervation et de sécrétion, ont paru réunir les conditions les plus favorables pour combattre le dépérissement incessant des albuminuriques. Quelques malades y ont été envoyés avec doute et circonspection, et bientôt ils ont éprouvé une telle amélioration, ils ont présenté des cures si merveilleuses, que l'on doit considérer les sources de Vichy comme un des plus puissants auxiliaires du traitement de l'albuminurie.

§ — Pour bien apprécier l'action des eaux dans *la gravelle, les calculs urinaires, le diabète,* il est nécessaire de connaître les différents travaux qui, dans ces derniers temps, ont contribué à éclairer la nature et le traitement de ces maladies.

GRAVELLE, CALCULS URINAIRES.

§ — Longtemps avant toute théorie chimique sur laquelle on pût baser le traitement de la gravelle et des calculs urinaires, on avait reconnu que l'usage des boissons alcalines et surtout des eaux deV ichy, était avantageux dans la plupart des affections calculeuses.

Les malades, affectés de gravelle ou de calculs, qui se rendent à Vichy pour prendre les eaux, éprouvent une amélioration très sensible dès les premiers jours : les urines deviennent immédiatement alcalines ; sécrétées plus abondamment et sans douleurs, elles dissolvent, entraînent les matières glaireuses et purulentes résultant des muqueuses irritées ; elles cessent bientôt d'être boueuses, fétides, pour devenir limpides ; et en même temps l'hématurie, les accès néphrétiques, les douleurs des reins, des uretères, de la vessie, désordres occasionnés par la présence de calculs, se calment, se suspendent ; le sommeil. l'appétit, les forces renaissent : et tel malade, qui à son arrivée ne pouvait se tenir sur ses jambes, est capable en moins de quelques jours de se livrer à un exercice salutaire.

§ — La propriété des eaux de Vichy et en général des solutions alcalines d'alcaliser fortement l'urine, conduisait assez rationnellement à l'idée de la dissolution des calculs vésicaux, puisque par ce moyen on les mettait en contact avec un liquide qu'on pouvait supposer avoir sur eux une action chimique.

Cette dissolution des calculs par les alcalis avait été admise dès les temps les plus reculés : les remèdes proposés comme lithontriptiques, tels que les coquilles d'escargot tant vantées par Pline, le fameux spécifique de Mlle Stephens, l'eau de chaux de Wyhtt, la potion de Saunders, la tisane de Mascagni, la solution magnésienne de Brande, etc., etc., ne doivent leurs succès constatés qu'à l'action dissolvante des carbonates de soude et de potasse qui s'y trouvent ou qui se forment après leur ingestion dans l'économie.

De plus on s'était assuré que portées directement dans la vessie, les solutions alcalines pouvaient attaquer les calculs et en diminuer le volume. Berzélius avait sanctionné de son autorité scientifique ces tentatives souvent suivies de succès, en disant dans son Traité de chimie, tome 7, page 134 : « La meilleure injection est une dissolution tiède d'une partie de carbonate potassique dans 90 ou 100 parties d'eau à laquelle on ajoute un peu de mucilage végétal. Cette liqueur agit sur tous les calculs, quelle que soit leur composition. »

Il était donc établi par les faits pratiques que les alcalis soit en boissons, soit en injections, exerçaient l'action la plus favorable sur les concrétions calculeuses,

lorsque M. le docteur Petit entreprit une série d'expériences fort remarquables pour prouver que les eaux
de Vichy, en tant qu'eaux minérales fortement chargées de bi-carbonate de soude, étaient propres à la dissolution et à la désagrégation de tous les calculs urinaires.

« Les eaux de Vichy, dit M. Petit dans son remarquable traité sur le mode d'action des eaux minérales
de Vichy, n'agissent pas seulement en augmentant la
sécrétion de l'urine et en facilitant par ce moyen l'en-
traînement des graviers : leur véritable effet dans ce
cas, leur effet le plus prononcé, c'est, en communi-
quant leurs qualités chimiques à l'urine, d'offrir aux
graviers un liquide dans lequel ils peuvent naturellement se dissoudre ou se désagréger dans un temps
plus ou moins long, qui est en rapport avec leur volume et leur composition chimique. »

« On ne saurait, ajoute M. Petit, apporter trop d'attention au rôle que joue le mucus vésical ; ce mucus
se mêle à la substance calculeuse, s'interpose entre
ses molécules, en augmente la force adhésive, en un
mot se comporte à la manière du ciment. Il y a par
conséquent dans le même calcul une sorte d'aggluti-
nation de la matière animale et de la matière saline.
Or les eaux dissolvent la matière animale, et par suite
dissocient la partie saline, laquelle privée de son ciment, se dépose par petites lamelles et est rendue avec
les urines ; de cette manière elles peuvent agir sur les

calculs phosphatiqnes, surtout sur ceux de phosphate ammoniaco-magnésien, presque aussi bien que sur ceux d'acide urique.

« Donc sans avoir d'action chimique sur les éléments d'un calcul, quelle que soit d'ailleurs sa composition, les eaux de Vichy par la désagrégation des divers ingrédients des calculs peuvent peu à peu les diminuer et donner lieu à leur expulsion naturelle hors de la vessie. »

§ — Les expériences de M. Petit ont été répétées et discutées par des commissions de l'Académie de Médecine et de l'Académie des Sciences.

Bien que les conséquences en aient été diversement jugées, il n'en résulte pas moins des rapports de Messieurs A. Bérard, O. Henry et Pelouze, des faits certains, qui peuvent être ainsi résumés :

1° L'eau minérale naturelle de Vichy agit d'une manière irrécusable sur les calculs des voies urinaires.

2° Les calculs mis directement en contact avec l'eau des sources de Vichy offrent des traces évidentes de l'action dissolvante et désagrégeante de ce liquide; et les calculs maintenus dans la vessie sont attaqués de même par l'urine, lorsque celle-ci est devenue alcaline par suite de l'usage des eaux thermales de Vichy prises en bains et en boisson.

3° Les preuves en sont acquises par l'altération même qu'ont subies les concrétions urinaires rendues par les malades ; par la diminution de volume, diminution signalée à l'aide du cathéterisme et de l'inspection directe ; par la présence de substances en dissolution, formées aux dépens des nouveaux principes que contient l'urine et aux dépens des éléments du calcul avec lesquels ils sont combinés.

4° L'action des bi-carbonates alcalins s'exerce encore plus sur le mucus et les matières animales qui servent à souder entre elles les particules des calculs, que sur ces calculs eux-mêmes.

5° Cette dissolution et désagrégation de leurs principes peuvent avoir pour résultats, soit leur expulsion naturelle hors de la vessie par les urines, soit leur plus grande friabilité qui devient très favorable aux efforts mécaniques de la lithotritie.

6° On doit admettre comme proposition générale que, pendant l'administration des eaux de Vichy, la santé des calculeux s'améliore, et que les voies urinaires ne subissent pas d'altérations qui rendraient ultérieurement plus graves les opérations chirurgicales.

§ — Ainsi l'efficacité des eaux de Vichy contre la gravelle et les calculs urinaires doit être considérée comme une vérité démontrée.

Toutefois on a soulevé une objection très grave : on a prétendu que l'usage de ces eaux minérales pouvaient favoriser et augmenter le dépôt des phosphates de chaux et de magnésie dans les urines, ajouter ce dépôt aux différents calculs existants déjà dans la vessie, et produire ainsi des calculs alternants. (*Marcet*, *Prout*, etc.)

Bien que cette objection ait été déjà victorieusement combattue par plusieurs auteurs et notamment par M. Petit, bien qu'elle ne s'appuie d'aucune démonstration scientifique, qu'elle n'ait aucun fondement de crédit, cependant elle est encore acceptée par quelques praticiens. C'est pourquoi il est indispensable de traiter la question du traitement de la gravelle et des calculs urinaires par les eaux de Vichy, avec des développements assez complets pour écarter tout préjugé, toute erreur, et porter la conviction dans les esprits.

§ — Le fait constant et certain, c'est l'amélioration de santé chez les malades qui font usage des eaux thermales de Vichy, quoique ces malades n'aient pas des affections identiques sous le rapport du siége, du volume et de la composition chimique de la gravelle ou des calculs urinaires.

La gravelle et les calculs se développent tantôt avec des urines acides, tantôt avec des urines alcalines. Ne paraîtrait-il pas rationnel d'opposer aux urines acides des boissons alcalines, et aux urines alcalines des boissons acides ?

Il faut d'abord examiner si la science peut expliquer d'une manière satisfaisante comment un même remède peut, dans des affections si différentes, offrir des résultats semblables.

Une démarcation bien distincte doit être établie entre les différentes espèces de gravelles et de calculs, admises par les auteurs ; elles peuvent toutes être réunies en deux groupes principaux : 1° Celles qui sont déterminées par l'acide urique et ses composés ; 2° celles qui résultent des dépôts phosphatiques de chaux, de magnésie, d'ammoniaque, formant des combinaisons binaires ou tertiaires.

§ — *Gravelle et calculs uriques.* — La gravelle urique, la gravelle rouge, la seule qui soit une véritable gravelle, c'est-à-dire la seule qui provienne d'une disposition générale, d'une diathèse de l'économie, reconnaît pour cause la présence de l'acide urique en excès dans les urines.

L'acide urique se forme naturellement dans les humeurs de l'économie ; il doit dans les conditions normales de santé, passer à un état plus avancé d'oxydation pour donner naissance à l'urée ; mais si la nourriture, les habitudes sédentaires, le défaut d'exercice et d'oxygénation, augmentent d'une part la proportion d'acide urique, et d'autre part diminuent ses chances de tranformation en urée, il se précipitera en très grande quantité dans les urines dont il se sépare sous la forme d'un sédiment couleur de brique, en molécules plus ou moins considérables qui, se réunissant et s'agglutinant à l'aide du mucus, peuvent former des calculs dans les reins ou la vessie.

Dans cette diathèse urique les urines conservent leur couleur naturelle d'un jaune plus ou moins foncé ; elles restent généralement limpides, et sont toujours acides, plus ou moins.

Le premier effet des eaux de Vichy est de rendre les urines alcalines, en introduisant dans l'économie une grande quantité de bi-carbonate de soude. L'acide urique, qui a la propriété de se dissoudre dans les alcalis, décompose le bi-carbonate de soude partout où il le rencontre, s'empare de sa base pour former un urate de soude qui, plus soluble que l'acide urique, se dissout dans les urines et est ensuite expulsé avec elles.

En raison de cette dissolution continuelle de l'acide urique par le bi-carbonate, il y a non-seulement obstacle à la formation des graviers et des calculs uriques, mais il y a encore action manifeste sur les calculs d'acide urique ou d'urate de chaux déjà formés dans les reins ou dans la vessie ; ces calculs se couvrent d'une couche d'urate de soude dont le contact onctueux modifie l'âpreté de leur surface et facilite le glissement à travers les organes urinaires. Cette couche d'urate de soude, à mesure qu'elle se dissout, se reforme par le contact d'un nouveau liquide alcalin ; et par cette destruction successive le calcul peut perdre assez de son volume pour être expulsé par les voies naturelles, ou même se fondre quand il est très petit,

Tous les observateurs s'accordent à dire qu'une ou plusieurs saisons des eaux de Vichy favorisent l'expulsion des graviers et paraissent contribuer à en prévenir la formation pendant plus ou moins de temps ; c'est qu'en effet les eaux non-seulement neutralisent la diathèse urique et l'empêchent momentanément de se manifester, mais encore modifient les causes organiques de sa production en rendant les urines acalines avant leur arrivée dans les reins et la vessie.

Cette explication chimique de l'action des eaux de Vichy sur la gravelle et les calculs uriques est admise par tout le monde : l'expérience et la théorie se réunissent pour proclamer dans ces circonstances les bons effets des eaux de Vichy.

§ — Mais en est-il de même pour les dépôts et les calculs à base phosphatique ?

Dépôts phosphatiques. — On est convenu d'appeler gravelle blanche, gravelle phosphatique, la maladie des voies urinaires dans laquelle les urines boueuses, fétides, décolorées, laissent déposer une plus ou moins grande quantité de phosphate de chaux et de phosphate ammoniaco-magnésien, tantôt sous forme de poussière blanche, tantôt sous forme de graviers irréguliers, anguleux et de consistance variable. Ce dépôt dans la vessie peut donner naissance à des calculs formés de la combinaison double ou triple de ces bases : calculs de phosphate ammoniaco-magnésien ; calculs

de phosphate de chaux mélangé au phosphate ammoniaco-magnésien, dits calculs fusibles beaucoup plus
fréquents que les premiers.

Dans ces cas les urines sont toujours neutres ou alcalines, et il est constant que les graviers de cette
nature reconnaissent comme point de départ, des
urines trop peu acides pour tenir en dissolution les
éléments salins qui les constituent. Cependant il est
parfaitement démontré pour tous ceux qui ont observé
l'urine des malades soumis à l'action des eaux de Vichy, que cette urine devient d'autant plus claire qu'elle
est plus alcalisée, et que dans cet état elle ne laisse
pas précipiter les sels qu'elle contient.

§ — Malgré l'évidence de ce fait important, c'est à
l'occasion des dépôts phosphatiques que se sont présentés les objections, les erreurs, les préjugés contre
l'emploi des eaux de Vichy.

Les plus grandes dissensions se sont soulevées entre
des praticiens fort habiles, et à Vichy même des deux
médecins inspecteurs l'un M. Petit, fort de ses expériences et de ses observations pratiques, assurait l'a-
vantage des eaux contre toute espèce d'affection calculeuse ; l'autre, M. Prunelle les proscrivait comme
dangereuses et propres à déterminer la formation de
nouveaux graviers.

Ce débat, ainsi qu'il a été déjà dit, a été soumis aux
académies des Sciences et de Médecine. On a repro-

duit les objections anciennes de Prout et de Marcet : que les eaux de Vichy, en neutralisant les acides libres de l'urine, pouvaient favoriser et augmenter le dépôt des phosphates de chaux et de magnésie, ajouter ce dépôt aux différents calculs existants dans la vessie ; que loin de faire dissoudre les calculs déjà formés, elles devaient plutôt concourir à en augmenter le volume.

D'après MM. Civiale et Leroy d'Étiolles, on aurait à craindre :

1° Certains dépôts d'urate de soude ;

2° La précipitation de phosphate de chaux et de phosphate ammoniaco-magnésien sur des noyaux d'acide urique ;

3° La précipitation de carbonate de chaux sur des calculs d'oxalate de chaux ;

4° La formation d'une gravelle de carbonate de chaux et d'urate de chaux, en sorte que l'on ferait succéder une diathèse à une autre.

C'est aux chimistes, comme l'a fort bien dit M. A. Bérard dans son Rapport à l'académie de Médecine, à apprécier la valeur théorique de ces objections.

§ — Or, les connaissances chimiques démontrent parfaitement que ces objections n'ont aucune valeur. Les eaux de Vichy ne peuvent, dans aucun cas, donner lieu à des dépôts d'urate de soude, parce que ce sel est parfaitement soluble ; elles ne peuvent non plus déterminer la précipitation des sels de chaux et de magnésie contenus dans l'urine, ainsi qu'il va être démontré ; et lorsque cette précipitation s'effectue, elle est complétement indépendante des eaux de Vichy.

Pour bien comprendre les effets chimiques des eaux de Vichy, il faut se rappeler les expériences de M. Darcet, et celles toutes récentes de M. Mialhe, sur les modifications qu'occasionnent dans le liquide urinaire le bi-carbonate de soude et l'ammoniaque.

Le bi-carbonate de soude, l'eau de Vichy, versé dans des urines normales acides, ne détermine aucun précipité ; il se fait un échange de bases entre les phosphates acides en dissolution dans l'urine et le bi-carbonate introduit, de sorte qu'il se forme du phosphate de soude et des bi-carbonates de chaux et de magnésie, tous sels solubles et parfaitement stables à la température animale, ne précipitant que par l'ébullition.

L'ammoniaque versée dans des urines normales, acides, donne un précipité plus ou moins abondant formé par du phosphate de chaux, du phosphate de magnésie, et par une certaine quantité de phosphate d'ammoniaque. Les deux premiers étaient en dissolution dans l'urine à l'état de phosphates acides : le dernier a pris naissance au moment où les deux phosphates acides ont passé à l'état de phosphates neutres insolubles, en laissant en liberté leur excès d'acide phosphorique qui s'est uni à l'ammoniaque.

§ — Les urines alcalisées par les eaux de Vichy prises en boissons ou en bains, présentent exactement les mêmes réactions.

Par suite de l'introduction du bi-carbonate de soude, elles sont claires, limpides, et ne donnent lieu à aucun précipité; si on les soumet à l'ébullition, on chasse l'excès d'acide carbonique qui tenait les bases en dissolution et balançait la puissance de l'acide phosphorique; ce dernier, en présence de carbonates simples, reprend ses bases de chaux et de magnésie, et forme un précipité auquel se joint une plus ou moins grande quantité de carbonates; précipité absolument semblable à celui qui prend naissance lorsqu'on chauffe un mélange d'urine normale et d'eau de Vichy.

L'ammoniaque ajoutée à ces urines alcalisées, détermine immédiatement un précipité abondant; les bi-carbonates de chaux et de magnésie, ainsi que le phosphate de soude sont décomposés; il se forme des phosphates neutres insolubles de chaux, de magnésie et d'ammoniaque, propres à constituer le calcul phosphatique triple, appelé calcul fusible.

Donc en dehors comme en dedans de l'économie, c'est seulement sous l'influence de l'ammoniaque que se forment les dépôts phosphatiques.

§ — Voilà des faits chimiques incontestables, examinons comment ils pourront rendre compte des accidents qui se présentent chez les malades affectés de dépôts phosphatiques.

D'abord l'affection des voies urinaires désignée sous le nom de gravelle phosphatique n'est point une gravelle ; elle ne dépend pas, comme la gravelle urique, d'une diathèse, d'une disposition générale de l'économie, elle est toute locale et a pour siége la vessie.

Tous les chirurgiens et M. Leroy d'Etiolles lui-même s'accordent pour reconnaître que les dépôts phosphatiques ne se rencontrent que chez des personnes atteintes de catarrhe vésical, chez lesquelles l'urine est altérée et retenue dans la vessie par un obstacle à son cours ; et que la maladie dite phosphatique qui se manifeste alors, est une suite même de l'état inflammatoire de la vessie.

Or toutes les fois qu'il existe, soit par la présence d'un calcul, soit directement, catarrhe vésical, altération de tissus, sécrétion purulente, rétention de l'urine, il se forme dans la vessie des produits ammoniacaux résultants des sécrétions mêmes ou de la transformation moléculaire de l'urée. Ces produits ammoniacaux donnent lieu aux mêmes réactions chimiques qui résulteraient de l'introduction directe de l'ammoniaque dans le liquide urinaire à l'état normal.

Ainsi avant leur séjour à Vichy les malades affectés de dépôts phosphatiques présentaient nécessairement les phénomènes suivants : les urines sortaient des reins, à l'état normal, contenant des phosphates acides de

chaux et de magnésie en dissolution ; dès qu'elles arri-
vaient dans la vessie elles trouvaient des produits ammoniacaux qui les décomposaient et donnaient naissance à des précipités insolubles de phosphates neutres
de chaux et de magnésie, s'unissant avec le phosphate
d'ammoniaque ; lesquels étaient chassés avec les urines,
ou bien s'aggloméraient pour former des calculs.

§ — Dans cette période de la maladie les bi-carbonates de soude ne sont pour rien, c'est en dehors de
leur présence et de leur influence que naissent, se forment, s'organisent les dépôts phosphatiques.

L'ingestion de l'eau de Vichy va-t-elle aggraver
ces circonstances et donner lieu à des dépôts de phosphate ammoniacal plus abondant ?

Nullement, tout au contraire elle doit peu à peu les
faire disparaître, et c'est ce que l'expérience prouve
tous les jours.

Dès que les malades prennent l'eau de Vichy, les
urines sont modifiées, elles perdent leur acidité, deviennent alcalines, ne contiennent plus de phosphates
de chaux et de magnésie qui tendraient à se précipiter
dans la vessie, car avant d'arriver à cet organe ils ont
été transformés en bi-carbonates de chaux et de magnésie, sels solubles ; les urines seraient donc excré-
tées d'autant plus limpides qu'elles sont plus alcalisées,
si elles ne trouvaient dans la vessie même des conditions de décomposition.

Ces conditions sont les produits ammoniacaux dé-
terminés soit par l'altération des tissus, soit par la
décomposition même de l'urine. En présence de l'ammoniaque les bi-carbonates de chaux et de magnésie
ainsi que le phosphate de soude sont décomposés : il se
forme des phosphates neutres, insolubles, de chaux et
de magnésie, unis au phosphate d'ammoniaque, qui
donnent lieu à des précipités tout à fait semblables à
ceux qui existaient avant l'ingestion des eaux de Vichy.

Ainsi les eaux minérales n'ont rien changé aux
conditions existantes, elles ne peuvent les aggraver,
pourront-elles les modifier?

Certainement, car en introduisant dans l'économie
une grande quantité d'eau ; en augmentant et renou-
velant sans cesse la sécrétion et l'écoulement des liquides urinaires, dissolvant les mucosités purulentes,
modifiant les surfaces malades, arrêtant ainsi la formation des produits ammoniacaux, elles enlèvent peu
à peu toute cause de précipités, et attaquent la source
même de la maladie.

§ — Tant qu'il existe des produits ammoniacaux,
les urines restent chargées de précipités; il se peut
même que dans les premiers jours, les dépôts calcaires
soient plus abondants, parce qu'aux sels existants naturellement dans l'urine, viennent se joindre les sels
contenus dans l'eau minérale; mais, à mesure que se
modifient les membranes, et que cesse la sécrétion

ammoniacale, les urines s'éclaircissent et ne forment plus de dépôts.

M. Prunelle avait fait une observation exacte lorsqu'il disait : « C'est dans le cas de diathèse phosphatique que les malades rendent d'autant plus de graviers qu'ils boivent davantage d'eau de Vichy. Ceux-ci se forment dans la vessie, car si l'on supposait qu'ils arrivassent des reins, il faudrait que ces organes eussent une capacité plus grande que celle de l'estomac. » Mais il s'était trompé sur les causes mêmes de ces accidents, il attribuait aux eaux de Vichy ce qui n'était dû qu'à la présence de l'ammoniaque dans la vessie.

Aussi M. Petit répondait-il avec une extrême justesse : « Les calculs phosphatiques s'observent dans des cas où l'on n'a point fait usage d'alcalins ; et si les eaux de Vichy leur donnait naissance, on devrait trouver un plus grand nombre de calculeux parmi les personnes qui se soumettent à la médication alcaline. »

§ — Il est donc impossible d'attribuer aux eaux de Vichy et aux bi-carbonates en général la moindre part dans le dépôt et les calculs formés de phosphates doubles ou triples d'ammoniaque, de chaux et de magnésie.

C'est à l'ammoniaque seule, créée accidentellement dans la vessie, que l'on doit nécessairement rapporter ces précipités.

Dans ces cas, l'ammoniaque, loin d'être augmentée, tend à diminuer de jour en jour et à disparaître complétement par l'influence heureuse des bi-carbonates sur les tissus altérés.

§ — Maintenant, qu'arrivera-t-il pour les calculs phosphatiques déjà formés dans la vessie? Peut-on espérer que les urines qui les baignent, conservent assez d'éléments bi-carbonatés pour agir sur leurs principes constituants?

Oui, sans aucun doute, car la quantité d'eau minérale ingérée, si elle est suffisante, répondra parfaitement à tous les besoins de compositions et de décompositions chimiques qui ont été indiquées, et les urines contiendront encore une forte proportion de bi-carbonate de soude non décomposé qui viendra directement agir sur le calcul lui-même, soit par la dissolution de ses parties muqueuses, soit par la décomposition de ses principes attaquables.

On a faussement avancé dans ces derniers temps que les urines des buveurs d'eau de Vichy ne contenaient pas de bi-carbonates, qu'elles ne contenaient que des carbonates neutres. Ce fait est impossible en lui-même, car les sels de l'urine ne sont solubles que dans les bi-carbonates alcalins; la démonstration en est facile : soumises à l'ébullition, ces urines se troublent immédiatement et donnent lieu à un précipité abondant; c'est, comme il a déjà été dit, parce que l'ébullition a chassé l'excès d'acide carbonique qui tenait les bases en dissolution, et balançait la puissance de l'acide phosphorique; ce dernier, en présence de carbonates simples, reprend ses bases de chaux et de magnésie, et forme un précipité auquel se joint une plus ou moins grande quantité de carbonates. Donc, les urines sécrétées limpides et ne formant pas de dépôt, contiennent les principes minéralisateurs à l'état de bi-carbonates.

§ — D'après ce qui vient d'être exposé, il n'est pas possible d'admettre que les eaux de Vichy puissent donner lieu à une précipitation de carbonate de chaux sur les calculs oxaliques, attendu que les urines ne contiennent alors que des bi-carbonates solubles de chaux et de magnésie.

Elles ne peuvent pas davantage déterminer sur les calculs d'acide urique la déposition de phosphates triples de chaux, d'ammoniaque et de magnésie, attendu que les circonstances qui font naître ces calculs alternants sont tout à fait indépendantes de la présence des eaux de Vichy, qui, au contraire, tendent à les atténuer et à les faire disparaître.

De plus, il résulte d'expériences directes et d'observations pratiques que, sous l'influence de ces eaux minérales, les calculs composés d'acide urique et de phosphate ammoniaco-magnésien peuvent être détruits soit par dissolution, soit par désagrégation; que ceux d'oxalate et de phosphate de chaux pourront être désagrégés toutes les fois qu'ils seront mélangés d'acide

urique et de phosphate ammoniaco-magnésien, à cause
de l'action que les alcalis exercent sur l'acide urique,
et à cause de la facilité avec laquelle ils désagrégent
le phosphate ammoniaco-magnésien; que les calculs
exclusivement composés d'oxalate et de phosphate de
chaux, heureusement fort rares, pourraient encore être
attaqués soit dans leur base, soit dans le mucus qui
leur sert de lien.

§ — Il est évident qu'actuellement l'efficacité des
eaux de Vichy contre les dépôts et calculs phosphatiques doit être admise par les médecins comme par
les chimistes, et qu'elle n'est pas plus contestable que
l'efficacité contre la gravelle et les calculs uriques.

C'est par une même action chimique, par l'introduction d'une grande quantité de bi-carbonate de soude
dans l'économie, que les eaux de Vichy sont propres
à toutes les affections calculeuses des voies urinaires.
Elles modifient l'état pathologique de la muqueuse
vésicale, fluidifient les mucus sécrétés, et, en agissant
sur la composition du sang, en prévenant la formation
soit de l'acide urique, soit des phosphates neutres,
elles changent la constitution des principes urinaires
de telle sorte qu'en arrivant aux reins et à la vessie,
ils ne contiennent plus de substances insolubles propres à former des précipités.

§ — Ainsi les faits pratiques et les déductions chimiques concordent pour sanctionner ce que l'expérience et l'observation avaient déjà démontré, pour renverser les préjugés enfantés par une fautive appréciation des phénomènes.

Les malades n'ont rien à craindre des dangers chimériques qui leur étaient présentés : dans aucun cas les eaux de Vichy ne peuvent aggraver leur position ; toujours au contraire elles détermineront une amélioration certaine, si ce n'est une guérison complète.

DIABÈTE SUCRÉ.

§ — On désigne sous le nom de *Diabète* ou *Glucosurie* la maladie principalement caractérisée par une excrétion excessivement abondante d'urine plus ou moins chargée de matière sucrée.

Ces urines inodores, décolorées, semblables à du petit lait clarifié, présentent une densité très-remarquable, et lorsqu'elles sont mises en ébullition avec une dissolution de potasse, de soude ou de chaux, elles prennent une couleur brune rougeâtre d'autant plus foncée qu'elles contiennent une plus grande quantité de matière sucrée.

Elles sont accompagnées de sécheresse de la bouche, soif inextinguible, faim extraordinaire, abolition

des forces corporelles, de la vision, des facultés gé-
nératrices, absence de sueurs, constipation, amaigrissement, dépérissement général, enfin de tous les désordres consécutifs de la consomption et de la phthisie.

Le point de départ de ces désordres, c'est l'urine
sucrée; mais quelle est la cause de celle-ci?

§ — Il y a quelques années à peine l'affection diabétique était regardée comme un phénomène bizarre,
inexplicable, comme un caprice de la nature en souf-
france; rarement observée, inconnue dans ses causes,
dans sa nature, elle restait un de ces mystères impé-
nétrables à la science, inaccessibles à la thérapeutique.

Pour expliquer la formation et la présence du sucre
dans les urines, on invoquait toutes les maladies, toutes les hypothèses : irritation des reins, gastrite chronique, affection spéciale des voies digestives, suroxy-
génation des humeurs, aberration des forces assimilatrices, agent particulier existant seulement chez les
diabétiques, etc., etc.

La multiplicité des remèdes qui lui ont été opposés
sans succès donne la mesure de leur impuissance.

Cependant l'expérience avait constaté que, dans
certains cas, l'eau de chaux, les boissons alcalines,
avaient calmé la soif et produit quelque amélioration.
Aussi dans ces derniers temps, soit en raison de l'action des eaux minérales sur les fonctions assimilatrices,

soit en raison des recherches sur la nature et la guérison du diabète, un grand nombre de malades a été
envoyé aux eaux de Vichy.

Tous y éprouvent en peu de temps une très-grande
amélioration, s'ils prennent les eaux minérales en quantité suffisante ; le sucre disparaît peu à peu, puis complétement des urines ; la soif s'apaise, la vision reprend
son intégrité, les forces générales renaissent, la constipation fait place à des selles bilieuses d'abord, puis
régulières, le calme succède au malaise, le sommeil à
l'insomnie. Après quinze ou vingt jours de traitement,
les malades peuvent modifier l'alimentation à laquelle
ils sont assujettis, reprendre avec modération l'usage
du pain, des pommes de terre, des féculents, sans voir
reparaître le sucre dans les urines.

Ces faits sont constants, ils sont signalés par les malades, par les médecins ; seulement ils sont interprétés
de différentes manières : les uns ne veulent voir dans
cette amélioration obtenue qu'un résultat de l'action
tonique, des propriétés excitantes que possèdent presque toutes les eaux minérales sur la peau, les sécrétions et les fonctions en général ; les autres tout en ac-
cordant l'efficacité de cette excitation, trouvent dans
la composition chimique, dans l'alcalinité des eaux de
Vichy, la véritable cause des modifications heureuses
déterminées dans l'état des diabétiques.

Dans cette affection, les eaux de Vichy sont donc

acceptées par tous soit comme un adjuvant très-utile, soit comme un remède spécifique et souverain.

§ — Pour bien démontrer l'importance et la nécessité du traitement alcalin, il convient de faire succinctement l'exposé des différents travaux qui dans ces derniers temps ont cherché à expliquer l'origine du sucre dans les urines.

On sait que toutes matières contenues dans l'urine, existent déjà formées dans le torrent circulatoire, et que devenues inutilisables pour l'économie, elles passent à travers les reins comme à travers un filtre, pour être expulsées par l'appareil génito-urinaire.

L'existence du sucre dans l'économie à l'état normal, physiologique, est un fait reconnu : ce sucre est suivant les uns le résultat d'une tranformation des aliments amylacés ; suivant les autres le résultat d'une sécrétion du foie.

Il a été prouvé que les aliments amylacés, pour pouvoir être digérés et assimilés, sont tranformés en dextrine et en glucose sous l'influence d'un ferment spécial découvert par M. Mialhe, la *diastase animale* existant dans les liquides salivaires et pancréatiques. D'après M. Mialhe, cette transformation s'effectue autant et plus par la salive que par le suc pancréatique ; d'après MM. Bouchardat et Sandras, elle n'aurait lieu que par le suc pancréatique.

De son côté M. Bernard, en montrant par des expériences sur des animaux vivants, que le foie contient toujours une quantité de sucre paraissant indépendante du genre d'alimentation auquel on a soumis l'animal, conclut que le foie est l'organe sécréteur du sucre.

Ainsi le sucre, le glucose, existe normalement dans l'économie, qu'il vienne du foie comme le veut **M. Bernard**, ou qu'il soit le résultat de la transformation des matières féculentes comme le soutient **M. Mialhe** qui repousse les idées et conclusions de **M. Bernard**, et n'admet le foie que comme organe condensateur et nullement comme organe producteur du glucose.

§ — Maintenant comment se fait-il que dans l'état normal de santé le sucre ou glucose ne se rencontre jamais dans les sécrétions, et qu'il disparaisse si rapidement du sang que peu d'heures après son introduction il ne laisse point de traces appréciables? Comment est-il décomposé, détruit pour servir aux besoins de l'économie ?

Ici nous sommes en plein domaine de la chimie ; tous les auteurs, Prout, Dumas, Liebig, etc., ont divisé les aliments destinés à la nourriture des animaux en trois classes : aliments azotés, végétaux, graisseux.

Les aliments azotés (fibrine, albumine, caséum, gluten), sont dits aliments plastiques, parce que destinés à l'entretien et à la réparation des organes de l'économie, ils ne doivent point disparaître par la combustion intra-viscérale ; et tout en s'unissant à l'oxy-

gène, en s'oxydant en plus ou moins grande proportion, ils ne prennent qu'une part fort restreinte à la
respiration et à la production de la chaleur animale.

Les aliments végétaux (amidon, sucre) sont dits
aliments respiratoires, parce que se brûlant presque
entièrement dans leur contact avec l'oxygène, ils prennent la plus grande part aux phénomènes de respiration et de calorification; phénomènes auxquels viennent
également concourir les *aliments gras et huileux.*

Or si le produit de l'alimentation végétale, le glucose, qui existe dans l'économie, cesse de s'unir à
l'oxygène pour servir à la respiration et à la calorification, si devenu corps étranger et inutilisable, il passe
en nature dans les sécrétions, c'est qu'une cause puissante, anormale, empêche sa décomposition : c'est
alors un fait pathologique, suite d'une perturbation
des phénomènes chimiques qui s'accomplissent ordinairement dans l'organisme.

Cette perturbation, M. Mialhe l'explique par le défaut d'alcalinité suffisante dans les humeurs de l'économie animale ;

M. Bouchardat, par une modification pathologique
dans la digestion et l'absorption des féculents ;

M. Cl. Bernard, par une lésion spéciale du système
nerveux ;

M. Alvaro Reynoso, par la gêne des phénomènes
respiratoires qui déterminent une combustion incomplète du glucose.

Toutes ces causes peuvent effectivement exercer plus ou moins d'influence sur l'apparition du sucre dans les urines; mais l'observation démontre que la plupart des diabétiques n'ont ni une modification des fonctions digestives, ni une lésion du système nerveux, ni une maladie des organes respiratoires au moins primitivement, et que, dans tous les cas, les alcalis déterminent une amélioration incontestable. Or, *naturam morborum curationes ostendunt*, et, sous ce rapport, les faits semblent donner complète raison aux opinions de M. Mialhe.

§ — Pour M. Mialhe, la transformation des féculents en sucre n'est pas un phénomène accidentel, pathologique, propre aux seuls diabétiques; c'est au contraire un phénomène normal, physiologique, résultat nécessaire des fonctions digestives. Cette transformation s'opère exactement de même chez le diabétique et chez l'homme en santé, sous l'influence de la salive et du suc pancréatique. Seulement, chez l'un le glucose est décomposé en présence des alcalis contenus dans les humeurs animales, tandis que chez le diabétique, il y a défaut d'alcalinité suffisante, et conséquemment point de décomposition.

Comme causes principales de cette diminution d'alcalinité on doit admettre l'abus des liqueurs acides, l'alimentation exclusivement azotée et la suppression de la transpiration, émonctoire destiné à éliminer les acides de l'économie.

La nécessité des alcalis pour la décomposition du glucose est démontrée par des expériences directes en dehors de l'organisme; chauffé avec la soude, la potasse ou leurs carbonates, le glucose forme des combinaisons qu'on est convenu d'appeler glucosates, combinaisons éphémères qui se détruisent presque aussitôt en donnant lieu à la production de matières brunes ou noires.

Chauffé avec des phosphates alcalins, le glucose ne donne lieu à aucune décomposition, à aucune coloration, semblables à celles qui s'effectuent en présence des carbonates; parce que le glucose peut bien déplacer des acides faibles tels que l'acide carbonique et l'acide sulfhydrique, mais il ne peut chasser de leurs combinaisons les acides forts tels que l'acide phosphorique, l'acide sulfurique.

De plus, M. Mialhe a constaté que, contrairement à l'opinion admise par tous les chimistes, le glucose n'a par lui-même aucune affinité pour l'oxygène, que seul il est incapable de décomposer, de réduire certains oxydes métalliques; qu'il n'a d'action sur le bioxyde et les sels de cuivre, soit à froid soit à chaud, qu'autant qu'il est en présence d'alcalis libres ou carbonatés, lesquels le transforment en matières ulmiques, seules propres à absorber l'oxygène et à opérer la réduction.

De ces faits chimiques incontestables, il tire les conclusions suivantes :

Le glucose doit, en dedans comme en dehors de l'économie, être soumis aux mêmes lois chimiques ;

Il ne peut s'unir à l'oxygène qu'après avoir été décomposé, par l'intervention indispensable des alcalis libres ou carbonatés, en de nouveaux produits : acides ulmique, formique, glucique, mélassique, qui forment avec les bases de nouveaux sels ;

La combinaison de ces produits avec l'oxygène est une véritable combustion (comme celle des citrates, des tartrates, etc.) qui donne lieu à des résultats toujours identiques, eau, acide carbonique, matières ulmiques ;

Dans l'organisme, c'est le liquide sanguin qui fournit les éléments de décomposition et de combustion : carbonates alcalins et oxygène ; si ces éléments sont en quantité suffisante, le glucose se détruit complétement et ne laisse aucune trace ; s'ils sont en quantité insuffisante, le glucose non assimilé est rejeté par tous les appareils de sécrétion.

M. Mialhe fait observer qu'en dehors de l'action spéciale des carbonates alcalins, tout ce qui favorisera ou arrêtera les phénomènes généraux de combustion intra-viscérale, exercera la même influence sur la destruction du glucose. Sous ce rapport, il reconnaît la grande part que peuvent avoir à la production du diabète les altérations du système nerveux indiquées par

M. Cl. Bernard, et il est parfaitement d'accord avec
M. Alvaro Reynoso, qui a démontré que lorsqu'une
cause quelconque vient à troubler la respiration et gê-
ner l'hématose, il y a combustion incomplète, et par
suite passage d'une plus ou moins grande quantité de
sucre dans les urines. De sorte que tout ce qui activera
la circulation et la respiration (marche, efforts muscu-
laires, air vif et pur) sera favorable et indispensable à
la destruction complète du glucose.

Donc, pour remédier à l'affection diabétique, il fau-
dra replacer l'économie dans les conditions nécessaires
à la décomposition et à la combustion du glucose, en
administrant les carbonates alcalins et en activant les
phénomènes de circulation et de respiration.

§ — Cette théorie de M. Mialhe est, de l'avis même
de ses contradicteurs, hardie et ingénieuse ; mais,
disent-ils, elle est renversée par un fait important : c'est
que le sang des diabétiques n'est jamais acide ou
neutre, il reste toujours alcalin.

À cette objection, M. Mialhe répond : Si le sang
des diabétiques reste alcalin, et cependant s'il est im-
propre à la décomposition du glucose, c'est qu'il a une
anomalie particulière d'alcalinité.

À l'état de santé, l'alcalinité du sang est déterminée
par des carbonates alcalins et un peu par des phosphates alcalins ; ces derniers, malgré leur propriété

de bleuir le papier rougi de tournesol, ne sont point admis par les chimistes comme substances véritablement alcalines, et de plus ils sont impropres à décomposer le glucose.

Or, chez les diabétiques, le sang reste alcalin parce qu'il est riche en phosphates et pauvre en carbonates, et la portion d'alcalinité déterminée par les phosphates est complétement nulle pour la destruction du glucose qui ne peut s'effectuer qu'en présence des carbonates.

M. Mialhe rapporte que cette opinion a déjà été émise (on lit dans l'ouvrage de M. Rayer sur les maladies des reins, 1ᵉʳ vol., p. 243 : « On a dit que le phosphate de chaux était en excès dans le sang des diabétiques »), il est persuadé qu'elle sera confirmée quand on aura pu recueillir une assez grande quantité de sang diabétique pour en faire l'incinération comparativement au sang normal ; et il maintient que le diabète reconnaît pour cause un vice d'assimilation du sucre par insuffisance d'alcalinité dans l'économie, et par alcalinité il entend les bases alcalines libres ou carbonatées, et nullement les phosphates alcalins.

§ — Telle est la théorie de M. Mialhe ; on ne saurait se dissimuler qu'elle est très-séduisante et qu'elle repose sur deux faits incontestables : d'une part, la transformation de la fécule en glucose par la diastase animale ; d'autre part, l'action des alcalis sur la ma-

tière sucrée. Sans doute, on voudrait une démonstration directe du défaut d'alcalinité, ou plus exactement
de la diminution d'alcalinité du sang; mais on est
obligé de reconnaître que cette théorie conduit à une
thérapeutique vraiment efficace, et qu'elle doit appeler toute l'attention des physiologistes et des médecins.

Le traitement de M. Mialhe est la conséquence de ses
opinions; pour guérir le diabète on doit s'efforcer de
rétablir l'état normal des humeurs viciées et l'ordre na-
turel des fonctions assimilatrices, en introduisant dans
l'économie l'alcali qui fait défaut, et en expulsant les
acides qui prédominent.

Pour remplir la première indication on peut admi-
nistrer l'eau de chaux, le carbonate d'ammoniaque,
le lait de magnésie, le bi-carbonate de soude, l'eau de
Vichy; ce qu'il importe, c'est de faire parvenir une
quantité suffisante d'alcali dans le sang. Si l'eau de
Vichy, le bi-carbonate de soude, ont été spécialement
reco.nmandés, c'est qu'ils ont été employés avec le
plus d'avantage.

Pour rétablir la transpiration on mettra en usage les
bains alcalins, les bains de vapeurs, la flanelle, les fric-
tions, les sudorifiques, en un mot tout ce qui peut favoriser la sécrétion cutanée et la rendre plus abondante;
en même temps que par la marche, les efforts muscu-
laires, on activera la circulation et la respiration pour

déterminer des phénomèmes plus complets de combustion intra-viscérale.

Quant à l'alimentation qui peut exercer une grande influence, il faut observer que le régime animal usité comme curatif de l'affection diabétique, ne constitue qu'un traitement palliatif, et que ce n'est que par l'emploi simultané des sudorifiques et des préparations alcalines qu'on peut espérer de maîtriser la cause première du mal ; aussi les féculents ne doivent pas être entièrement proscrits, mais seulement réduits de moitié ou du tiers, car il est évident que ce n'est pas la saccharification de la fécule qui constitue la maladie elle-même, mais bien la tendance qu'a le sucre à passer dans les urines sans être décomposé, tendance qui existe quoiqu'on n'introduise plus de matières féculentes dans l'économie.

§ — M. Bouchardat tout en n'admettant pas les idées de M. Mialhe, reconnaît que « la diminution » d'alcalinité du sang chez les diabétiques doit sans » contredit, avoir pour effet de rendre moins rapide » la destruction du glucose qui parvient dans la cir- » lation, et que dans certaines conditions de la glu- » cosurie on doit chercher à augmenter l'alcalinité du » sang. » Pour arriver à ce but, non-seulement il conseille l'emploi des eaux de Vichy, mais il cherche à donner naissance dans l'économie à une plus grande quantité de bi-carbonate de soude en substituant le ci-

trate et le tartrate de soude au sel commun dans tous
les aliments des diabétiques.

Voici du reste comment il s'exprime, dans son Traité
du Diabète sucré, en 1851, sur l'influence des eaux de
Vichy :

« Dès 1841 je prescrivais les alcalins à mes glucosu-
» riques, et depuis cette époque j'ai tous les ans en-
» voyé quelques-uns des glucosuriques que je dirigeais
» passer une saison à Vichy. Ainsi avant que M. Mialhe
» ait rien écrit sur cette maladie, je prescrivais les al-
» calins aux glucosuriques ; je les prescrivais non
» comme méthode de traitement exclusive, mais
» comme un simple adjuvant qu'on ne devait pas
» négliger, soit pour faciliter et régulariser la diges-
» tion, soit pour rendre possible l'utilisation d'une
» plus grande quantité de féculents, soit pour préve-
» nir la formation d'un excès d'acide urique qui suc-
» cède souvent au glucose. »

§ — Ainsi qu'on adopte la théorie de M. Mialhe,
ou qu'on préfère les idées de MM. Bouchardat, Cl. Bernard, Durand-Fardel, etc., qui ne reconnaissent comme
résultat du traitement thermal que l'excitation générale, la tonicité particulière développée dans l'économie des diabétiques, il n'en résulte pas moins que de
toutes les eaux minérales, les eaux de Vichy étant les
plus chargées de principes bi-carbonatés, constituent
si ce n'est le seul et véritable traitement de l'affection

diabétique, au moins la médication la plus favorable, celle qui jusqu'à ce jour a présenté les résultats pratiques les plus satisfaisants. Elles possèdent des vertus toniques tout aussi puissantes que les bains de mer et les autres eaux minérales, et de plus elles ont l'avantage d'ajouter à cette action générale d'excitation, l'action spécifique qui les caractérise. Par les alcalis qu'elles introduisent dans le liquide sanguin, elles reconstituent les conditions chimiques nécessaires à la vie, à la dissolution et à la sécrétion de la bile; elles rendent la transparence aux humeurs qui sous l'influence des acides avaient pris une apparence laiteuse, et par suite rendent à la vision sa force et sa clarté; elles déterminent l'assimilation du glucose et rétablissent ainsi la santé, conséquence de l'état normal de l'organisme.

Des malades diabétiques depuis assez longtemps, sont revenus de Vichy dans un état d'amélioration extraordinaire; d'autres chez lesquels l'affection commençait, ont été guéris comme par enchantement dans un espace de temps très-court.

Quelques semaines de séjour et de traitement à Vichy suffisent pour paralyser, faire disparaître une maladie considérée naguère comme *incurable* et *toujours mortelle*; et lors même que la cause première ne pourrait être complétement détruite, lorsqu'il y aurait nécessité de continuer loin des sources l'usage des eaux de Vichy, il faut convenir que la cessation des

accidents morbides, la réintégration des forces, le bien-
être, obtenus à l'aide d'un remède qui n'est ni désagréable ni assujettissant, doivent être considérés comme
un incontestable succès et un véritable bienfait.

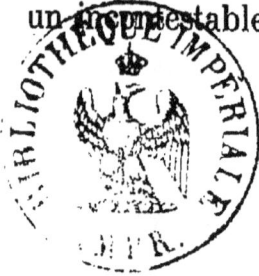

TABLE DES MATIÈRES.

		Pages:
Vichy		1
Travaux exécutés		3
Sources		5
Analyse, propriétés chimiques et physiques		6
Spécialité des eaux minérales		11
Emploi, action générale		13
Action spécifique, alcalinité des sécrétions		16
Influence sur l'économie		19
Indications et contre-indications		21
Différence des sources		23
Grande grille		24
Puits carré, puits chomel		25
Hôpital		25
Lucas et Acacias		26
Célestins		26
Hauterive, Brosson		27
Dames, Lardy		28
Nécessité d'une direction médicale		29
Régime		30
Eaux transportées		31
Étude particulière de l'action des eaux sur :		
La goutte, le rhumatisme		32
L'albuminurie		34
La gravelle et les calculs urinaires		36
† *Gravelle et calculs uriques*		42
†† *Dépôts phosphatiques*		44
††† *Résumé*		55
Le Diabète sucré		56

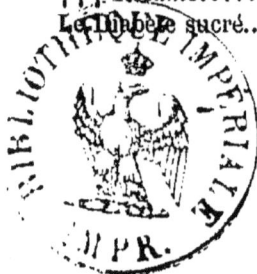

61

9 7 8 2 0 1 1 2 7 2 1 2 6